Eckart Pontow

Klassische Heilkräuter mit Rezepten

Rhino Westentaschen-Bibliothek
Band 3

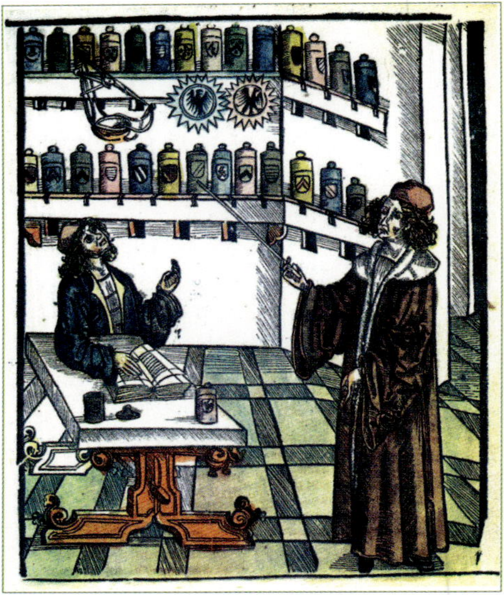

Arzt und Apotheker in: „Das Buch der Gesuntheit. Liber de arte distillandi Simplicia et Composita“ von Hieronymus Brunschwig (um 1450–1512) aus dem Jahre 1505.

Eckart Pontow

KLASSISCHE HEILKRÄUTER MIT REZEPTEN

RHINOVERLAG

Trotz gewissenhafter Bearbeitung kann eine Haftung für den Inhalt nicht übernommen werden. Für aktuelle Ergänzungen und Anregungen ist der Verlag jederzeit dankbar.

Die Abbildungen wurden den Büchern
Thomé, Otto Wilhelm: Flora von Deutschland, Österreich und der Schweiz in Wort und Bild für Schule und Haus, Verlag Flora von Deutschland, Gera 1905 und *Köhler, Hermann: Medizinal-Pflanzen in naturgetreuen Abbildungen und kurz erläuterndem Texte, Verlag von Franz Eugen Köhler, Gera 1914*
entnommen und für diese Ausgabe bearbeitet.

Impressum

Am Hang 27, 98693 Ilmenau
Tel.: 03677 / 46628-0, Fax: 03677 / 46628-80
rhinoverlag@vggh.de / www.rhinoverlag.de

Layout, Satz: Ulrich Völkel
Schrift: Garamond
Titelgestaltung: Jana Rogge, Weimar

4. Auflage 2025
ISBN: 978-3-95560-003-7

Inhaltsverzeichnis

Vorwort des Autors 6
Baldrian *(Valeriana officinalis)* 8
Eisenhut *(Aconitum napellus)* 12
Enzian, gelber *(Gentiana lutea)* 16
Fingerhut, roter *(Digitalis purpurea)* 20
Frauenmantel *(Alchemilla vulgaris)* 24
Hanf *(Cannabis sativa)* 28
Hauhechel *(Ononis spinosa)* 32
Holunder *(Sambucus nigra)* 36
Hopfen *(Humulus lupulus)* 40
Huflattich *(Tussilago farfara)* 44
Kamille *(Matricaria chamomilla)* 48
Königskerze *(Verbascum phlomoides)* 52
Löwenzahn *(Taraxacum officinale)* 56
Mädesüß *(Filipendula ulmaria)* 60
Malve *(Malva sylvestris)* 64
Ringelblume *(Calendula officinalis)* 68
Salbei *(Salvia officinalis)* 72
Sanddorn *(Hippophae rhamnoides)* 76
Schafgarbe *(Achillea millefolium)* 80
Waldmeister *(Galium odoratum)* 84
Wegwarte *(Cichorium intybus)* 88
Ausgewählte medizinische Anwendungen 92

Vorwort des Autors

Gegen alles ist ein Kraut gewachsen, sagt der Volksmund, aber er kennt eine Ausnahme: Gegen Dummheit nicht.

Die Natur ist reicher mit Heilmitteln gesegnet als die bestsortierteste Apotheke. Der schlichte Glaube, die Schulmedizin sei mit ihren modernen Apparaten und Heilmethoden unfehlbar, ist die Folge des schlichten Glaubens, dass die Einnahme eines Naturproduktes *a priori* sichere Heilung garantiert. Die Wahrheit liegt, wie so oft, in der Mitte. Man muss nicht wegen jeden Zipperleins in die Apotheke laufen. Häufig hilft wirklich ein altes Hausmittel. Man soll aber auch nicht glauben, eine schwere Krankheit lässt sich mit einem einfachen Tee kurieren.

Die in diesem Buch beschriebenen Heilkräuter ersetzen keinen Arztbesuch. Es handelt sich um eine kleine Sammlung erprobter Hausmittel, die vielleicht helfen können, einer Unpässlichkeit besser zu begegnen, als sich im überfüllten Wartezimmer eine Influenza zuzuziehen. Wahr ist, dass die in den städtischen Ballungsgebieten lebenden Menschen verlernt haben, was man einst in den ländlichen Regionen wusste, wo man in der Natur und von der Natur gelebt hat. Es hapert schon an dem Wissen, wie eine bestimmte Pflanze überhaupt aussieht. Das Sammeln von Kräutern geht im Übrigen nicht so, dass man mal einfach durch die Landschaft spaziert, abzupft oder ausgräbt, um sich dann zu Hause seine Tinkturen, Tees und Salben herzustellen. Dazu bedarf es eines umfangreichen, über Jahre erworbenen Wissens, zum Beispiel auch, dass Kräuterernte viel mit Datum, Wetterlage und richtigem Zeitpunkt zu tun hat. Zahlreiche Kräuter dürfen überhaupt nicht zum Eigenbedarf mitgenommen werden, weil sie unter Artenschutz stehen. Am besten, Sie gehen doch in eine Apotheke oder zu einem „Kräuterweiblein“. Dort werden Sie sachkundig beraten. Nehmen Sie dieses Buch als Anregung. Der Garten der Natur ist reichlich gefüllt mit heilsamen Kräutern. Aber suchen Sie nicht nach dem Kraut gegen die Dummheit. Sie brauchen es nicht.

Eckart Pontow

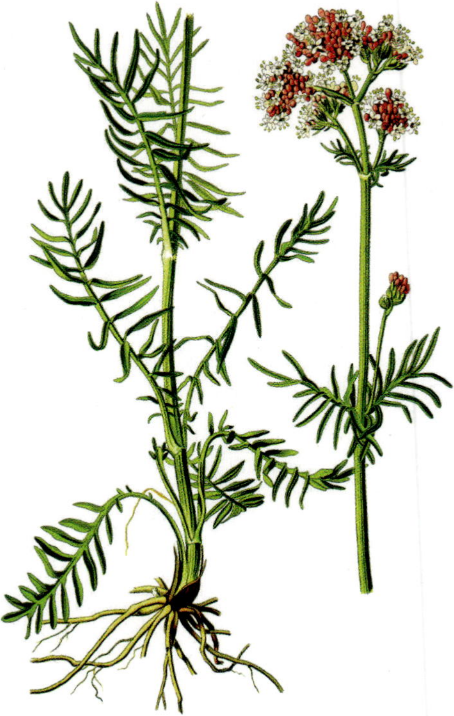

Baldrian *Valeriana officinalis*

Familie

Baldriangewächse *(Valerianaceae)*

Beschreibung

Baldrian wird bis zu 1 m groß. Er ist in den gemäßigten Zonen Europas, Asiens und Afrikas verbreitet, kommt aber auch in den Tropen und in Südamerika vor. Der medizinisch verwendete Baldrian hat weiße bis rosafarbene, angenehm duftende Blüten.

Verwendete Teile

Wurzel, (Blüte)

Wichtige Inhaltsstoffe

Alkaloide, Arnikaflavon, ätherische Öle, Baldriansäure, Bitterstoffe, Gerbstoffe, Harz, Hydrophile, Lignane, Sesquiterpene, Valerensäure

Sammelzeit

Wurzel: Oktober; Blüte: Juli/August

Anwendung

Baldrian wirkt beruhigend, entspannend und krampflösend auf die Botenstoffe des Zentralnervensystems ein. Er erleichtert das Einschlafen und beruhigt bei Stress (z. B. Prüfungsangst).

Der griechische Arzt Dioskurides beschrieb Baldrian als harntreibend, erwärmend und menstruationsfördernd.

Tabernaemontanus empfahl: *Baldrianwasser des Morgens nüchtern getrunken bewahrt vor der giftigen Contagion* [Ansteckung] *dess bösen pestilenzischen Luffts.*

Der Engländer John Hill (um 1716–1775) hat Baldrian in die wissenschaftliche Medizin eingeführt. Im Ersten Weltkrieg haben Ärzte mit Baldrian den sogenannten Granatsplitterschock (neurologische Ausfälle) behandelt.

Baldrian gilt als Heilmittel gegen viele Erkrankungen, z. B. bei Asthma, Blähungen, Gallenbeschwerden, Gelbsucht, Husten, Kopfschmerzen, Menstruationsbeschwerden, Nervosität, Schlafstörungen und Verspannungen.

ZUBEREITUNG

TEE: 1 bis 2 TL Baldrianwurzel werden mit einer Tasse kaltem Wasser übergossen und müssen etwa zwölf Stunden ziehen; dann wird der Sud gefiltert und auf Trinktemperatur erwärmt. Man trinkt ihn in kleinen Schlucken.

TINKTUR: Die zerkleinerten Baldrianwurzeln werden in einem verschraubbaren Glas mit Doppelkorn oder Weingeist übergossen. Danach schließt man das Glas und lässt den Inhalt zwei bis sechs Wochen ziehen. Die Tinktur wird schließlich abgeseiht und in eine dunkle Flasche gefüllt.

SCHLAFKISSEN: Die getrockneten Blüten in ein kleines (selbst genähtes) Säckchen füllen, eventuell noch Hopfenzapfen, Lavendelblüten und Melisse dazugeben; zum Einschlafen neben das Kopfkissen legen.

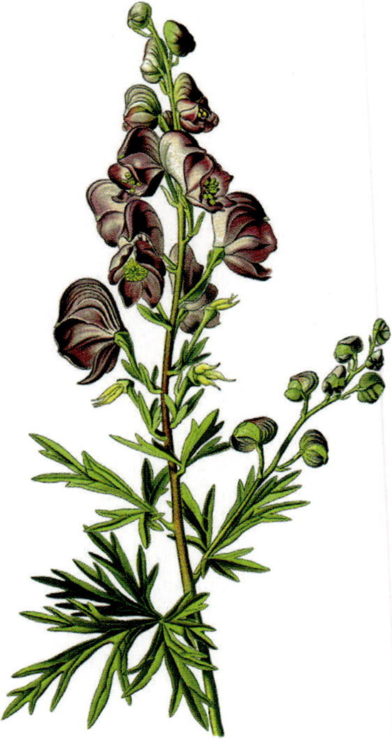

Eisenhut *Aconitum napellus*

Familie

Hahnenfußgewächse *(Ranunculaceae)*

Beschreibung

Der aus Sibirien stammende Eisenhut ist seit der letzten Eiszeit vor allem in gebirgigen Gegenden Europas, Asiens und Amerikas beheimatet. Er erreicht eine Höhe von ca. 1,5 m. Die im Sommer ausgebildeten blauen Blüten, deren obere Teile wie Helme aussehen, stehen in bis zu 50 cm hohen Trauben an einem langen Stängel.

Verwendete Teile

Kraut, Knollen

Wichtige Inhaltsstoffe

Alkaloid Aconitin, Alkaloide, Napellin

Sammelzeit

Sommer

Anwendung

Eisenhut ist die giftigste Pflanze Europas. Schon wenige Blüten können bei einem Kind zum Tode führen. Als „Schwiegermuttergift" gelangte die Pflanze bei den Römern zu zweifelhafter Berühmtheit. Der römische Kaiser Trajan musste im Jahre 117 n. Chr. sogar ein Gesetz erlassen, das den Anbau von Eisenhut unter Strafe stellte.

> *Der hochgiftige Eisenhut darf nur in homöopathischer Verdünnung bzw. vom Arzt verschrieben angewendet werden. Bereits der Hautkontakt kann zu Vergiftungen führen, weil das Alkaloid Aconitum durch die Haut und die Schleimhäute aufgenommen wird.*

In entsprechender Verdünnung wirkt Eisenhut bei aufkommender Erkältung. Auch gegen Nervenschmerzen, wie Hexenschuss oder Ischias kann Eisenhut in homöopathischer Zubereitung helfen. **Achtung!** Bei Vergiftung mit Eisenhut muss sofort ein Notarzt verständigt oder ein Krankhaus aufgesucht werden. Bis zum Eintreffen des Arztes sollte

man Erbrechen herbeiführen und anschließend Kohletabletten geben.
Eine Vergiftung bei Hautkontakt äußert sich durch Taubheitsgefühle an den Stellen, die mit der Pflanze in Berührung gekommen sind. Wurde das Gift innerlich aufgenommen, führt es zu Kältegefühlen, nervöser Erregung, Übelkeit, Krämpfen und Herzrhythmus-Störungen. Schwere Fälle verursachen Kreislauflähmungen, die zum Tod führen können.

Zubereitung

Tropfen: Man verabreicht sechs Mal täglich zehn Tropfen Aconitum D6 oder D12 gegen eine aufkommende Erkältung. Bei Neuralgien nimmt man drei Mal täglich zehn Tropfen des Mittels.

Öl: Homöopathisch verdünnten Eisenhut kann man in ätherisches Lavendel-Öl einarbeiten und die schmerzenden Stellen mehrmals täglich damit einreiben.

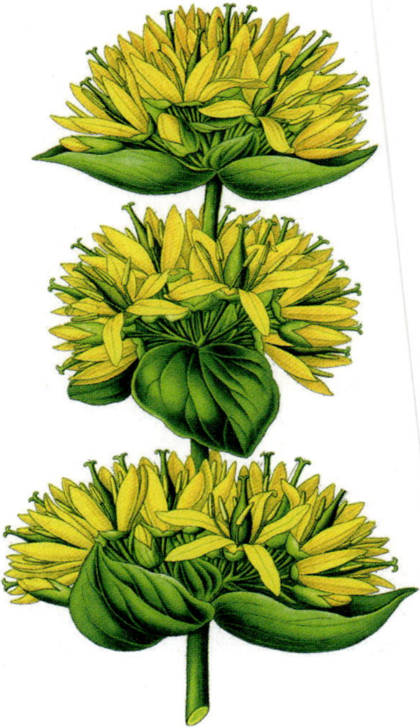

Enzian, gelber *Gentiana lutea*

Familie

Enziangewächse *(Gentianaceae)*

Beschreibung

Der Gelbe Enzian ist eine ausdauernde Pflanze bis zu 150 cm Höhe. Die langsam wachsende Pflanze blüht erst mit zehn Jahren. Sie bildet ein armdickes Rhizom aus. Die Hauptwurzel kann bei einem Durchmesser bis 5 cm etwa 1 m lang werden. Die über der Erde befindlichen Pflanzenteile wirken durch die Haare (Trichome) glänzend. Die Laubblätter werden bis zu 30 cm lang und bis zu 15 cm breit. Sie haben keine Stiele im oberen Bereich.

Der Gelbe Enzian steht wie alle Wildpflanzen unter Naturschutz.

Verwendete Teile

Verwendet werden die unterirdischen Pflanzenteile (reich an Zucker und Bitterstoffen).

Wichtige Inhaltsstoffe

Zucker (z. B. Gentibiose), Bitterstoffe (Gentianopicrin und Amarogentin gegen Tierfraß)

Sammelzeit

Sommer

Anwendung

Enzian wird zur Herstellung eines appetitanregenden Magenbitters verwendet. In der Volksmedizin findet der Gelbe Enzian gegen Fieber, Gicht, Hypochondrie, Malaria, Darmparasiten und Alkoholismus Anwendung. Aus der Pflanze wird ein bitteres, verdauungsanregendes Tonikum gewonnen, das auch gegen Müdigkeit, Untergewicht, Blutarmut und Appetitmangel hilft.

Der naturheilkundige Pfarrer Sebastian Kneipp empfahl, Enzian im Garten anzubauen, um seine Heilkraft immer zur Verfügung zu haben. In Adalbert Stifters Erzählung „Granit" findet sich die Stelle: *Eßt Enzian und Pimpinell, / Steht auf, sterbt nicht so schnell.*

Der Name Enzian geht laut Dioskurides auf den illyrischen König Gentis zurück, der einen Extrakt der Pflanze erfolgreich gegen die Pest eingesetzt haben soll.

Zubereitung

Tee: Einen halben TL getrocknete Wurzelstücke mit einer Tasse siedenden Wassers übergießen und fünf bis zehn Minuten ziehen lassen.
Für einen Kaltauszug übergießt man einen halben TL Enzianwurzel mit kaltem Wasser und lässt den Aufguss sieben bis acht Stunden ziehen. Danach seiht man ihn ab und erwärmt ihn auf Trinktemperatur.

Tinktur: Für eine Tinktur wird die kleingeschnittene Enzianwurzel mit Doppelkorn oder Weingeist übergossen. Der Ansatz muss in einem verschlossenen Glas zwei bis sechs Wochen ziehen; danach seiht man ihn ab. Dreimal täglich vor den Mahlzeiten nimmt man zehn bis zwanzig Tropfen ein.

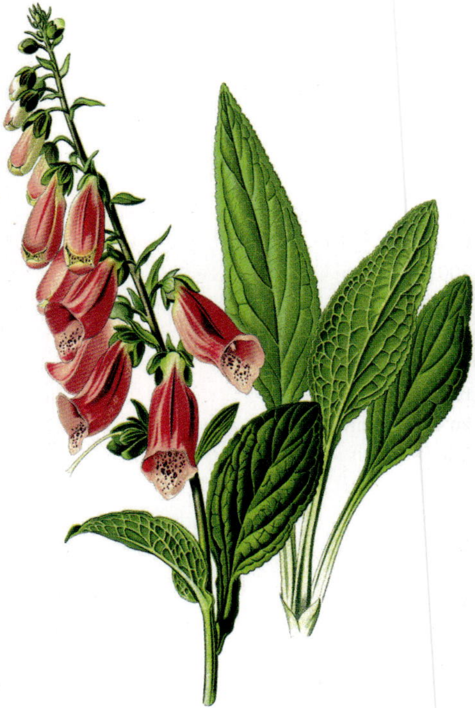

Fingerhut, roter *Digitalis purpurea*

Familie

Wegerichgewächse *(Plantaginaceae)*

Beschreibung

Der Rote Fingerhut bildet im ersten Jahr eine Grundblattrosette, aus der im folgenden ein bis zu 200 cm hoher beblätterter Stängel austreibt. Die Laubblätter werden bis 20 cm lang. Die eiförmige Blattspreite ist beidseitig behaart. Im traubigen Blütenstand sind viele Blüten versammelt. Die fünf meist purpurrot-violetten Kronblätter sind zu einer fingerhutähnlichen Krone verwachsen. Die Blütezeit reicht von Juni bis August.

Verwendete Teile

Blätter

Wichtige Inhaltsstoffe

Acetylcholin, Cholin, Digitoxin, Gallussäure, Gitoxin, Glykoside, Inositol, Saponine, Schleim

Sammelzeit
Frühjahr bis Herbst

Anwendung

Fingerhut darf nicht zur Selbstmedikation angewendet werden, weil schon der Verzehr von zwei Blättern zum Tod führen kann. Bei einer Vergiftung ist deshalb sofortige medizinische Hilfe erforderlich!

Wegen seiner Giftigkeit wird der Fingerhut nur in seiner herzstärkenden Eigenschaft angewendet. Abkochungen der Blätter fördern als Umschlag angewandt die Heilung von Wunden. Erste Anzeichen einer Vergiftung sind das Gelbsehen und andere Sehstörungen. Schwerere Vergiftungen rufen Herzrhythmusstörungen, Durchfall, Übelkeit, Erbrechen, Bauchschmerzen, blaue Lippen, Atemnot und schließlich Herzstillstand hervor.
In den Aufzeichnungen namhafter Heilkundiger der Antike und des frühen Mittelalters wird der Fingerhut nicht erwähnt. Die Kräuterärzte der

Antike kannten die Pflanze des Nordens nicht. Der Volksheilkunde in Mittel-, West- und Nordeuropa war die Wirkung allerdings geläufig.
Der englische Arzt William Withering besann sich 1775 eines alten Familienrezepts gegen Wassersucht und behandelte mit Blättern des Roten Fingerhuts erfolgreich Ödeme, die auf eine Herzschwäche zurückzuführen waren.
Der französischen Arzt Drebeyne (1786–1867) entdeckte, dass Digitalis auch die Herztätigkeit stärkt. Norwegische Forscher haben Fingerhutpräparate erfolgreich gegen Krebszellen eingesetzt.

Digitalis darf nur in verschriebenen Fertigpräparaten oder homöopathisch angewendet werden. Die vor allem aus dem Wolligen Fingerhut gewonnenen Herzglykoside regen den geschwächten Herzmuskel zu stärkerer Kontraktion an. In der Therapie steht der die Herzfrequenz senkende Effekt von Digitalis immer mehr im Vordergrund gegenüber der Stärkung der Herzleistung.

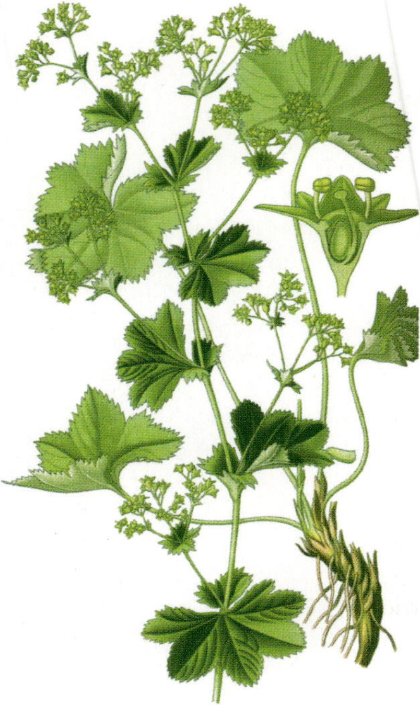

Frauenmantel *Alchemilla vulgaris*

Familie
Rosengewächse *(Rosaceae)*

Beschreibung
Der bis zu 30 cm Höhe erreichende Frauenmantel ist ein sommergrüner Halbstrauch, dessen Sprossachsen oberirdisch manchmal verholzen. Die Stärke der Bewurzelung hängt vom Feuchtigkeitsgrad des Untergrunds ab. Die Laubblätter sind gelappt bis gefingert, am Rand gezähnt. Sie besitzen am Ende der Blattzipfel Wasserspalten, aus welchen in der Nacht Wasser abgeschieden wird. Die kleinen Blüten sind grün oder gelb, die Früchte einsamige Nüsschen.

Verwendete Teile
Das blühende Kraut

Wichtige Inhaltsstoffe
Bitterstoffe, Gerbstoffe, Glykoside, Phytosterin, Saponine, Tannine

Sammelzeit

Blühend von Mai bis September

Anwendung

Frauenmantel wird erst ab dem Mittelalter in Kräuterbüchern erwähnt, z. B. durch Hildegard von Bingen. Vor allem in der Frauenheilkunde wird die Pflanze als ausgleichendes Mittel bei Menstruationsbeschwerden empfohlen. Frauenmantel wirkt entkrampfend. Auch während und nach der Geburt kann Frauenmantel hilfreich sein. Als Teemischung fördert Frauenmantel die Milchbildung.

Während der Schwangerschaft erst in den letzten sechs Wochen verwenden. Frauenmantel stimuliert den Uterus.

In der Volksmedizin wird Frauenmantel auch zur Behandlung von Blutungen, Frauenkrankheiten, Geschwüren, Kopfschmerzen, Nierensteinen und Wunden empfohlen.

Von den Esten wird der Tau der Pflanze als Mittel gegen Augenentzündungen verwendet. Frauen wuschen sich mit dem Kochwasser des Frauenmantels und wurden dadurch angeblich wieder zu Jungfrauen.

Zubereitung

Frauentee: Es werden zu gleichen Teilen Frauenmantel, Schafgarbe, Melisse, Ehrenpreis, Taubnesselblüten, Brennnesselsamen und Angelikawurzel gemischt.
Man übergießt 1 EL der Teemischung pro Glas mit heißem Wasser, lässt den Sud zehn bis 15 Minuten ziehen, filtert ihn und süßt bei Bedarf mit Honig. Empfohlen wird, täglich drei Tassen Tee zu trinken.
Figurtee: Zur Unterstützung bei Abnehm-Diäten bereitet man einen Figur-Tee, indem Zimt, Süßholz, Hauhechel, Klette, Frauenmantel und Wacholderbeeren zu gleichen Teilen vermengt und überbrüht werden (1 TL pro Tasse). Von diesem Tee sollte man täglich drei Tassen über einen Zeitraum von sechs Wochen trinken.

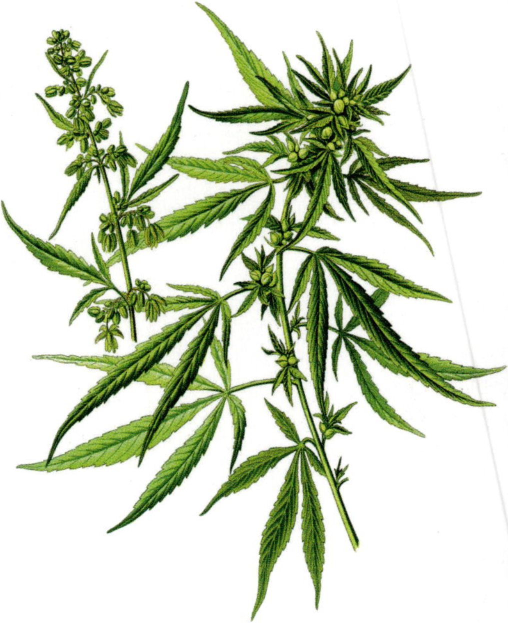

Hanf *Cannabis sativa*

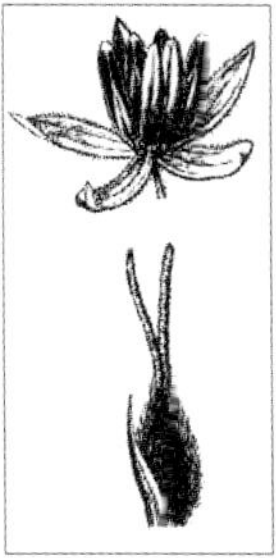

Männliche und weibliche Blüte

Familie

Hanfgewächse *(Cannabaceae)*

Beschreibung

Die einjährige Hanfpflanze hat handförmige Blätter mit gesägtem Rand. Zur Blüte hin nimmt die Blättchenzahl bis auf eines ab. Männliche und weibliche Blüten wachsen in der Regel auf verschiedenen Pflanzen, wobei die männlichen Blüten lose in Rispen, die weiblichen in Trauben angeordnet sind. Die männliche Pflanze heißt Femel.

Verwendete Teile

Blütenstände, Blätter

Wichtige Inhaltsstoffe

Cannabinoide, Terpenoide und andere flüchtige Substanzen werden von Pflanzenhaaren, die fast ausschließlich auf den Tragblättern weiblicher Pflanzen auftreten, abgegeben.

Sammelzeit

Frühjahr bis Herbst

Anwendung

Außer als Faser-, Heil- und Ölpflanze wird Hanf zur Herstellung von Rauschmitteln verwendet. Hanf war in China als Nutzpflanze bekannt. Er liefert nahrhafte Samen. Die Stängel mit ihren fast unverwüstlichen Fasern wusste man früh zu schätzen. Hanf galt auch als Heilmittel gegen Malaria und Rheuma.

Regelmäßiger Verbrauch führt dazu, dass sich Abbauprodukte von THC (Tetrahydrocannabinol) im Körperfett ansammeln. Das Kurzzeitgedächtnis lässt nach.

Jüngste Forschungen haben ergeben, dass die pharmakologischen Wirkungen von Cannabis dank seiner Inhaltsstoffe erfolgreich zur Schmerztherapie eingesetzt werden können.

Die Griechen und Ägypter kleideten sich oft mit Hanfgeweben, beschreibt Herodot 450 v. Chr. Hanf und Flachs waren lange Zeit die wichtigsten Faserpflanzen Europas. Hanf ist der Baumwolle in vielerlei Hinsicht überlegen und auch für die Herstellung bestimmter Papiere geeignet.
Hanf eignet sich auch zum Hausbau sowie als Basis für Farben, Lacke oder Waschmittel.

Verwendung

Zur Herstellung von Haschisch oder Marihuana werden nur weibliche unbefruchtete Pflanzen genommen. Zur Fasergewinnung oder zum Anbau von Ölsaat sind beide Geschlechter erforderlich.

Hanf als Vogelfutter: Die Körner mit heißem Wasser übergießen, 24 Stunden ziehen lassen, dann 15 Minuten aufkochen. Die richtige Konsistenz ist erreicht, wenn die ersten Körner aufplatzen und der weiße Keim sichtbar wird.

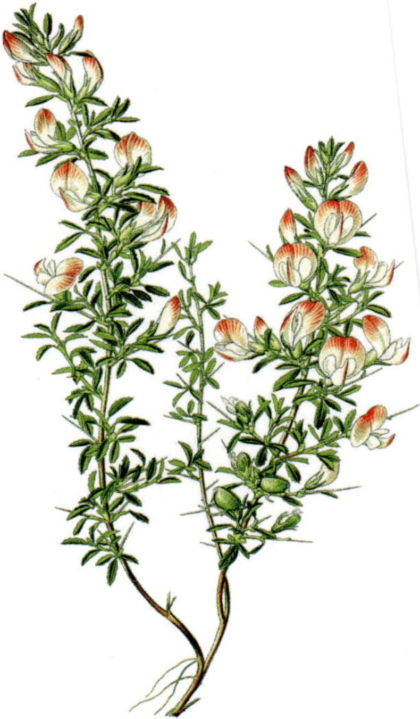

Hauhechel *Ononis spinosa*

Familie

Hülsenfrüchtler *(Fabaceae)*

Beschreibung

Hauhechel ist ein 10 bis 80 cm hoher, winterkahler Halbstrauch mit bis zu 50 cm langen Pfahlwurzeln und liegenden bis aufsteigenden, am Grund holzigen, dornigen Stängeln. Die Sprossdornen stehen paarweise, die Blüten einzeln. Die Pflanzen blühen von April bis September. Die rosaroten oder hellvioletten Blüten sind zwischen 1 und 2,2 cm lang. Nach der Blüte bilden sich aufgeblasene, drüsig behaarte Hülsen von 1 cm Länge und 0,5 cm Breite.

Verwendete Teile

Wurzel

Wichtige Inhaltsstoffe

Ätherisches Öl, Flavonoide, Isoflavonoide, Lectine, Ononin, Saponin

Sammelzeit

Ganzjährig

Anwendung

Die Wirkung von Hauhechel war schon im Altertum bekannt. Die Wurzel wurde zur Blutreinigung bei Frühjahrs- und Schlankheitskuren verwendet, aber auch gegen Blasenentzündung und Nierensteine eingesetzt. Außerdem findet sie Anwendung bei Ekzemen, Gicht, Hautentzündungen, Rheuma und Zahnschmerzen.

Wer unter Ödemen aufgrund eingeschränkter Herz- oder Nierentätigkeit leidet, sollte Durchspülungstherapien mit Hauhechel unterlassen.

Die Droge wirkt auch gegen Mundgeruch oder innerliche Feigwarzen und zur Entwässerung. Lonicerus schrieb: *Dieses Kraut ist der fürnehmsten Steinkräutern eines, so den Stein und Harn in Menschen und im Viehe austreiben, daher es auch Steinwurtzel genennet wird.*

Zubereitung

Stoffwechsel-Tee: Der Tee hilft gegen Hautprobleme und wirkt blutreinigend. Es sollten über einen Zeitraum von sechs Wochen täglich drei Tassen davon getrunken werden. Als Zutaten nimmt man je 20 g Hauhechelwurzel, Engelwurz und Ehrenpreis, sowie je 10 g Birke, Brennnessel, Labkraut und Schafgarbe. Pro Tasse überbrüht man 1 EL Teemischung und lässt ihn 10 bis 15 Minuten ziehen. Anschließend wird er gefiltert. Man kann ihn mit Honig süßen.

Haut-Tee: Die Zutaten sind ähnlich wie die von Stoffwechsel-Tee. Als Ingredienzien werden 50 g Ehrenpreis, 20 g Hauhechelwurzel, 20 g Süßholz und 10 g Schachtelhalm genommen.
Auch dieser Aufguss kann mit Honig gesüßt werden.

Zahnschmerzen: 3 EL Hauhechelwurzel werden mit einem halben Liter Apfelessig aufgekocht, mit Wasser verdünnt und zur Mundspülung verwendet.

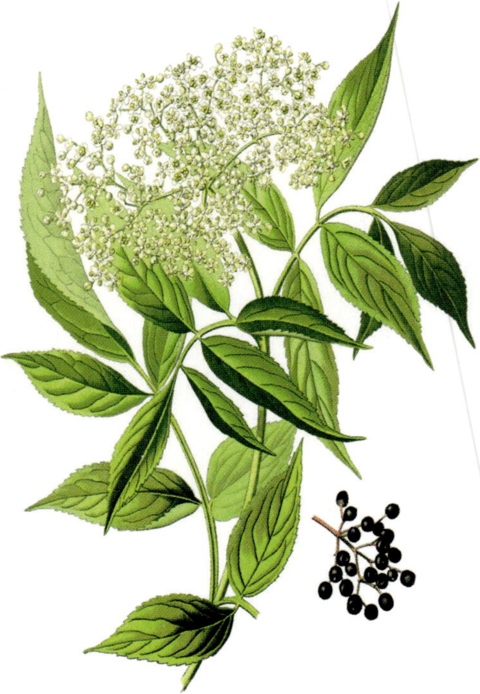

Holunder *Sambucus nigra*

Familie

Moschuskrautgewächse *(Adoxaceae)*

Beschreibung

Holunderarten sind verholzende Halbsträucher oder Bäume zwischen 1 und 15 m Höhe. Die unpaarig gefiederten Laubblätter bestehen aus drei bis neun elliptischen, meist gesägten Fiederblättchen. Am bekanntesten von den etwas über zehn Arten ist der Schwarze Holunder, der in Norddeutschland oft Flieder, in Altbayern und Österreich Holler oder in der Schweiz Holder genannt wird.

Verwendete Teile

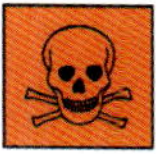

Blüten, Beeren, Blätter, Rinde

■ *Das Grüne der Pflanze ist giftig!*

Wichtige Inhaltsstoffe

Ätherisches Öl, Cholin, Flavonoide, Gerbsäure, Gerbstoffe, Glycoside, Schleimstoffe, Vitamin C

Sammelzeit

Blüten: Juni bis Juli
Beeren: September bis Oktober

Anwendung

Hippokrates nannte den Holunder einen Medizinschrank und empfahl ihn gegen Verstopfung, Wassersucht und Frauenbeschwerden. Auch Theophrastus von Eresos, Plinius und Dioskurides beschrieben den Holunder ausführlich.
Blüten: Als Tee bei Erkältung und Fieber und zur Stärkung des Immunsystems. Holunderblüten unterstützen Schlankheitskuren.
Beeren: Als Saft mit hohem Vitamin-C-Gehalt stärken sie die Abwehrkräfte im Winter. Der Saft wirkt auch leicht abführend.

Zubereitung

Holunderblütentee: Man gibt zwei bis drei TL getrocknete Holunderblüten in eine Tasse siedendes Wasser und lässt den Aufguss fünf bis acht Minuten abgedeckt stehen. Es wird empfohlen, täglich vier Tassen frisch zubereiteten Tee zu trinken. Bei Schlafstörungen nimmt man ihn am Abend.

<u>Holunderblütensekt</u> regt den Stoffwechsel an. Man nimmt 3,5 l Wasser, 350 g Zucker, den Saft einer halben Zitrone und ca. 20 Holunderblüten-Dolden. Die Zutaten werden in ein Glas gegeben, mit abgekochtem, abgekühltem Wasser übergossen, gut umgerührt und mit Küchentuch oder Mull bedeckt. Man stellt das Glas ans sonnige Fenster. Nach zwei bis drei Tagen steigen Perlen auf. Das Getränk ist fertig.

<u>Holunderbeerensaft:</u> Der Saft wird heiß getrunken, um Erkältungskrankheiten zu bekämpfen. Die reifen Dolden werden gewaschen, die Beeren abgepflückt und mit Wasser ca. 15 Minuten abgekocht. Dann seiht man den Saft durch ein Tuch und füllt ihn heiß in vorbereitete, möglichst sterile Flaschen.

<u>Holunderrindentee:</u> Er findet Anwendung bei Harnverhaltung, rheumatischen Erkrankungen und Verstopfung. Zwei gestrichene TL getrocknete Holunderrinde werden mit ¼ l kaltem Wasser übergossen, aufgekocht und abgeseiht. Man trinkt ¼ l des Tees schluckweise über den Tag verteilt.

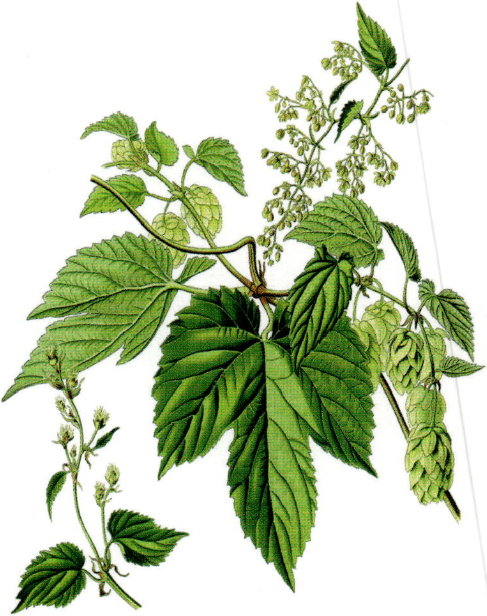

Hopfen *Humulus lupulus*

Familie
Hanfgewächse *(Cannabaceae)*

Beschreibung
Hopfen ist eine schnell wachsende Kletterpflanze (bis zu 7 m), die sich im Uhrzeigersinn windet. Die männlichen Blüten stehen in lockeren, rispigen Blütenständen zusammen, die weiblichen in zapfenförmigen, ährigen. Die Nussfrüchte sind breit eiförmig. Am bekanntesten ist der zum Bierbrauen verwendete Echte Hopfen.

Verwendete Teile
Dolden der weiblichen Hopfenpflanzen zur Bierherstellung und zu medizinischen Zwecken (Sedierungsmittel)

Wichtige Inhaltsstoffe
Eiweiße, Harzfraktion, Hopfenöl, mineralische Bestandteile, Rohfasern

Sammelzeit

Letzte August- und erste Septemberdekade, wenn die weiblichen Pflanzen reif werden

Anwendung

In den Notizen von Karl Bartsch nach Berichten aus seiner norddeutschen Heimat steht: *Der gemeine Mann hält für verwerflich, manche Arbeit am Donnerstag vorzunehmen, so beim Hopfen, sonst werde Nesselhopfen daraus.* Unter Nesselhopfen verstand man den tauben Hopfen.

Aufgrund seiner entspannenden Eigenschaften und der enthaltenen Bitterstoffe ist der Hopfen geeignet, nervöse Verdauungsbeschwerden zu lindern. Er wirkt antibakteriell. Außerdem hilft er gegen Blasenentzündung und Beschwerden in den Wechseljahren. Im Handel werden auch Dragees angeboten. Verwendet werden ausschließlich die unbefruchteten Ähren (Zapfen oder Dolden) der weiblichen Pflanzen. Sie wirken durch ihre Bitterstoffe bakterientötend und beruhigend. Man kann den Hopfen als Tee oder Tinktur einnehmen.

Die östrogenähnlichen Stoffe des Hopfens sorgen im Übermaß genossen für eine Zunahme des Bauchumfangs (Bierbauch).

Zubereitung

<u>Hopfentee:</u> 1 TL Hopfenzapfen werden in einer Tasse mit siedendem Wasser übergossen. Den Sud lässt man fünf bis zehn Minuten ziehen, danach seiht man ihn ab und trinkt ihn in kleinen Schlucken.

<u>Schlaf- und Nerventee:</u> entspannt, beruhigt und hilft beim Einschlafen, wenn man ihn abends, eine halbe Stunde vor dem Schlafengehen in kleinen Schlucken trinkt oder wenn man sich entspannen möchte.
Verwendet werden zu gleichen Teilen Melissenblätter, Hopfenzapfen und Baldrianwurzel. Pro Tasse wird 1 EL Teemischung überbrüht. Der Tee muss 10 bis 15 Minuten ziehen, dann wird er gefiltert. Man kann ihn mit Honig süßen. Es wird empfohlen, täglich drei Tassen davon zu trinken.

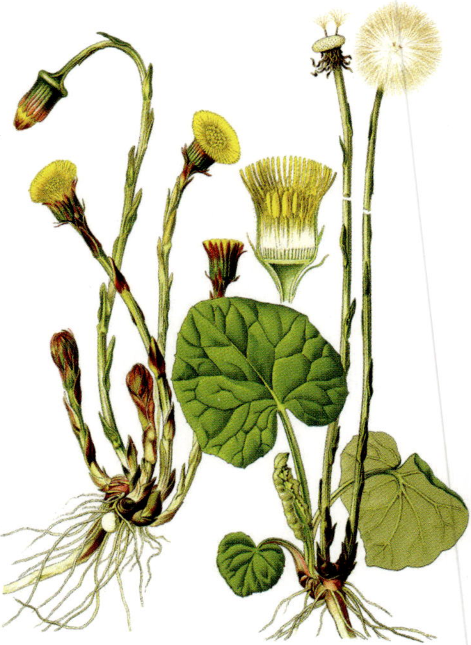

Huflattich *Tussilago farfara*

Familie
Korbblütler *(Asteraceae)*

Beschreibung
Die krautige Pflanze wird bis zu 30 cm hoch, die gezähnten und herz- oder hufförmigen Laubblätter bis zu 20 cm breit. Im Frühjahr erscheinen korbförmige Blütenstände mit etwa 300 weiblichen gelben Zungenblüten und 30 bis 40 männlichen gelben Röhrenblüten.
Huflattich treibt aus einem Wurzelstock mit bis zu 2 m langen unterirdischen Wurzelausläufern. Die Blütezeit erstreckt sich von Februar bis April.

Verwendete Teile
Blüten und Blätter

Wichtige Inhaltsstoffe
Bitterstoffe, Gerbstoffe, Polysaccharide, Schleimstoffe, Sterole

Sammelzeit

Blüten: März bis April
Blätter: Mai bis Juni

Anwendung

Ein Schild mit dem Bild einer Huflattichpflanze hing früher als Erkennungszeichen über den Türen der Apotheken, denn sie galt als eine der wichtigsten Heilpflanzen. Hippokrates empfahl eine Abkochung zur Erweichung von Eitergeschwüren, seine Schüler und Nachfolger verordneten die Wurzel bei auszehrenden Krankheiten und beschrieben das Rauchen der Blätter gegen Husten. Hildegard von Bingen riet zu Huflattich bei Leberleiden und Leberverhärtung. Neuere Forschungen bestätigen die Wirkung der Pflanze.

Huflattich ist eine wichtige Heilpflanze gegen den Hustenreiz, denn er wirkt schleimlösend. Bei Hautproblemen wirkt er antibakteriell, entzündungshemmend und blutstillend.

Plinius empfahl, bei festsitzendem Husten die Wurzeln des Huflattichs über Zypressenkohle zu räuchern und die Dämpfe einzuatmen. Sirup aus Huflattichblättern hilft gegen Lungenleiden und Bronchialkatarrh. Huflattichabsud wurde als äußerlicher Umschlag bei skrofulösen Geschwüren empfohlen. Gequetschte Blätter auf Wunden ziehen die Hitze aus. Frisch gepresster Saft aus den Blättern ins Ohr geträufelt, soll bei Ohrenschmerzen helfen. Früher wurde der Rauch von Huflattichblättern inhaliert, um die Atmung zu erleichtern. Huflattichblätter, auch als Kräutertabak oder mit Tabak als Rauchmischung vermengt, fördern die Tiefe der Atmung.

Zubereitung

Huflattichtee: 1 bis 2 TL getrocknete Huflattichblätter werden feingeschnitten und mit heißem Wasser übergossen. Der Sud muss etwa fünf Minuten ziehen, bevor man ihn abseiht. Empfohlen wird, täglich eine Tasse zu trinken. Zum Süßen eignet sich Bienenhonig.

Bei Husten und Bronchitis hat sich eine Mischung aus Anisfrüchten, Eibischwurzel, Huflattichblättern, Süßholzwurzel und Wollblumen bewährt.

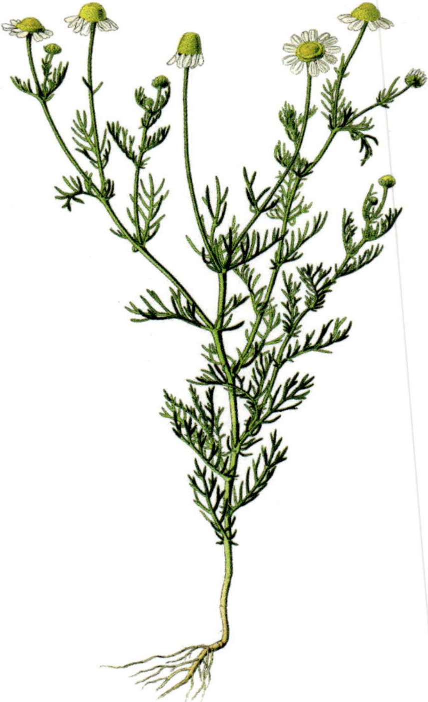

Kamille *Matricaria chamomilla*

Familie

Korbblütler *(Asteraceae)*

Beschreibung

Die einjährige Pflanze erreicht eine Höhe bis zu 50 cm. Die Blätter werden 4 bis 7 cm lang und tragen eine Stachelspitze. Eine Einzelpflanze bildet bis zu 120 Blütenköpfchen. Der Köpfchenboden der Kamillenblüten ist zu Beginn flach. Er wird später kegelförmig und hohl. Kamille ist an ihrem charakteristischen Duft leicht zu erkennen.

Verwendete Teile

Blüten

Wichtige Inhaltsstoffe

Apiin, ätherisches Öl, Azulen, Bitterstoffe, Borneol, Cumarin, Farnesol, Flavone, Gerbsäure, Harz, Herniarin, Hyperosid, Oleanolsäure, Salicylate, Schwefel, Thujon, Umbelliferon

Sammelzeit

Mai bis Juli bei Sonnenschein

Anwendung

Dioskurides schreibt im ersten europäischen Kräuterbuch über die Kamille: *Sie treibt den Urin und den Stein, hilft bei der Geburt, bei Blähungen und Leberleiden sowie bei Blasenentzündung.*

Dagegen erwähnt Hildegard von Bingen die Pflanze nicht. Bei Konrad von Megenberg lesen wir, dass die Kamille deshalb so positive Wirkungen entfalten kann, weil ihre Wärme ziemlich genau der des menschlichen Körpers entspricht.

Die Kamille ist die bekannteste und am häufigsten angewendete Heilpflanze in Europa. Sie wird gegen zahlreiche Erkrankungen eingesetzt, so z. B. gegen alle Formen der Verdauungsschwäche, denn sie wirkt u.a. antibakteriell, beruhigend, blutreinigend und entzündungshemmend. Anwendungsbereiche sind zudem Asthma, Blasenentzündungen, Gesichtsrose, Grippe, Halsentzündungen, Hexenschuss, Kopfschmerzen oder Schlaflosigkeit, um

nur wenige Bereiche zu nennen. Innerlich ist das Haupteinsatzgebiet der Kamille der Magen-Darm-Bereich.
Kamille ist in der Natur kaum noch zu finden, weil sie die Nähe von Getreide sucht, dort aber als „Unkraut“ bekämpft wird.

Zubereitung

Kamillentee: Drei bis vier gehäufte EL Kamillenblüten werden zerkleinert und mit 1 l siedendem Wasser überbrüht. Den Sud muss man fünf bis zehn Minuten bedeckt ziehen lassen. Jede Tasse sollte möglichst frisch aufgossen werden.

Blähungs-Teemischung: 20 g Kamillenblüten, 40 g Anissamen und 40 g Fenchelsamen werden gemischt. 1 EL dieser Mischung wird in einer Tasse mit siedendem Wasser übergossen. Man lässt den Aufguss 10 bis 15 Minuten ziehen. Dann wird er gefiltert. Den Blähungstee trinkt man in kleinen Schlucken.

Für Kinder ist dieser Tee sehr gut geeignet.

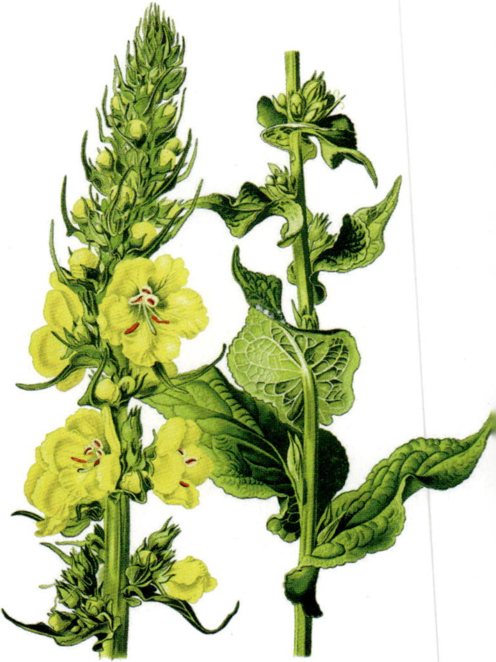

Königskerze *Verbascum phlomoides*

Familie

Braunwurzgewächse *(Scrophulariaceae)*

Beschreibung

Die mit annähernd 300 Pflanzen artenreiche Gattung kommt weitverbreitet in Eurasien vor. Königskerzen sind ein- bis mehrjährige krautige Pflanzen. Die zwittrigen Blüten haben fünf Kelchblätter. Die Kronblätter sind gelb, weiß oder purpurfarben. Die Kapselfrucht enthält sechs- bis achtrippige, konisch-zylindrische Samen.

Verwendete Teile

Blüten, Blätter

Wichtige Inhaltsstoffe

Ätherisches Öl, Flavone, Saponine, Schleim

Sammelzeit

Juli bis August

Anwendung

Der altgriechische Philosoph Aristoteles berichtet, dass der in ein Gewässer gestreute Samen die Fische betäubt, sodass man sie leichter fangen kann. Der Arzt Hippokrates erwähnt *Verbascum* für die Wundbehandlung.

Weit verbreitet war der Aberglaube, dass die Wurzel der Königskerze vor Dämonen und bösen Kräften schützt, daher der Name Unholdkerze.

Hauptsächlich werden die Blüten in Tees verwendet, aber auch die Blätter können eingesetzt werden. Oft wird die Königskerze Hustenteemischungen beigefügt. In diesen Mischungen mildert sie den Hustenreiz und wirkt auswurffördernd. Auch ohne andere Hustenkräuter kann man sie im Tee trinken. Dazu bereitet man einen Aufguss.

Weitere Anwendungsgebiete sind z. B. Afterjucken, Asthma und die Wundheilung.

Die Berührung der Königskerze kann allergische Hauterscheinungen auslösen.

Zubereitung

Tee: 1 TL Kraut der Königskerze reicht für eine Tasse. Das Wasser wird aufgekocht und über den Tee gegossen. Dann lässt man den Aufguss ca. zehn Minuten bedeckt stehen, um ihn schließlich abzuseihen und in kleinen Schlucken zu trinken.

Hexenschuss-Tee: Man vermischt 20 g Sternanisfrüchte, 20 g Weidenrinde, 15 g Teufelskrallewurzel, 15 g Königskerzenblüten, 10 g Lavendelblüten, 10 g Gänsefingerkraut und 10 g Efeublätter. Davon wird 1 EL pro Tasse überbrüht. Nachdem der Tee zehn bis 15 Minuten ziehen konnte, wird er abgefiltert. Bei Bedarf kann man ihn mit Honig süßen. Täglich sollte eine Tasse Hexenschuss-Tee getrunken werden.

Eine verdünnte Tinktur hilft gegen Magen-Darm-Katarrhe.

Äusserlich wird die Königskerze als Ölauszug in Salben und Cremes verwendet. In Bädern und Umschlägen hilft die Pflanze gegen Unterschenkelgeschwüre und bei Hämorrhoiden.

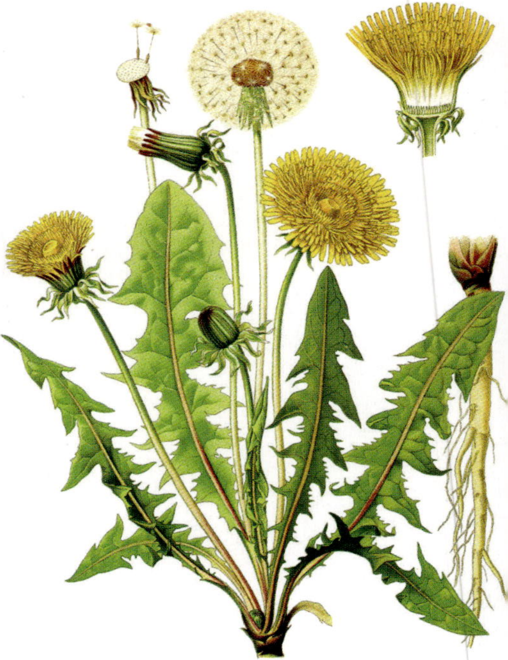

Löwenzahn *Taraxacum officinale*

Familie

Korbblütler *(Asteraceae)*

Beschreibung

Die ausdauernde krautige Pflanze wird bis zu 30 cm groß. Sie enthält in allen Teilen einen weißen Milchsaft. Die fleischige Pfahlwurzel wird bis 2 m lang. Die Blätter sind tief eingeschnitten und gezähnt. Den Blattachseln entspringen bis zu 50 cm lange, schwach befilzte, hohle Blütenstandsstiele. Jeder ist eine blattlose, außen schwach befilzte, hohle Röhre. Hauptblütezeit ist April bis Mai. Die Früchte mit ihren haarigen Flugschirmen (Pusteblume) werden durch den Wind ausgebreitet.

Verwendete Teile

Blätter, Blüten, Wurzel

Wichtige Inhaltsstoffe

Bitterstoffe, Cholin, Inulin, Mineralstoffe, Vitamine

Sammelzeit

Blätter und Blüten: Frühling

Wurzel: Frühling oder Frühherbst

Anwendung

Löwenzahn hat eine stark blutreinigende Kraft. Außerdem regt er die Verdauungsorgane, sowie Galle, Nieren und Blase an, Schlacken auszuscheiden. Auch bei Rheumatismus und Gicht hilft Löwenzahn, sowie bei Kopfschmerzen und Menstruationsbeschwerden. Selbst chronische Hautleiden, Pickel, Ekzeme, Hühnerauge und Warzen können mit Präparaten von Löwenzahn behandelt werden. Verwendet werden Blätter, Blüten und Wurzeln. Die wirksamste Mischung als Tee oder Tinktur besteht aus allen Pflanzenteilen. Die jungen Blätter ergeben einen wohlschmeckenden, etwas herben Frühlingssalat. Aus den Wurzeln kann ein Kräuterkaffee hergestellt werden. Aus den Blüten wird eine Blütenessenz gewonnen, die hilft, Muskeln zu entspannen. Aus den Blüten kann ein Honig bereitet werden, der den Stoffwechsel anregt.

Zubereitung

Honig: Drei Handvoll Löwenzahnblüten werden in einem Topf mit 1 l Wasser übergossen und müssen dann drei Stunden zugedeckt ziehen. Danach aufkochen und wieder abkühlen lassen, am nächsten Tag abfiltern. In den Sud wird 1 kg Zucker, der Saft einer Zitrone und die Schale einer halben Zitrone gegeben. Das Ganze wird unter Rühren kurz aufgekocht und muss weitere drei Stunden zugedeckt simmern (garen unter dem Siedepunkt), bis die Flüssigkeit Fäden zieht. In Gläser abfüllen, verschließen.

Brustöl: Besteht zu gleichen Teilen aus Löwenzahn (ganze blühende Pflanze), Frauenmantel, Angelikawurzel und wahlweise aus Salbei, Schafgarbe, Rotklee. Die frischen oder getrockneten Kräuter müssen einige Tage in einem Wasserbad ziehen. Dann werden sie mit Olivenöl vermengt. Das Brustöl wird ein- bis zweimal in die Brust einmassiert. Die Mischung hilft, die Brust zu straffen und wirkt z. B. gegen Milchstau.

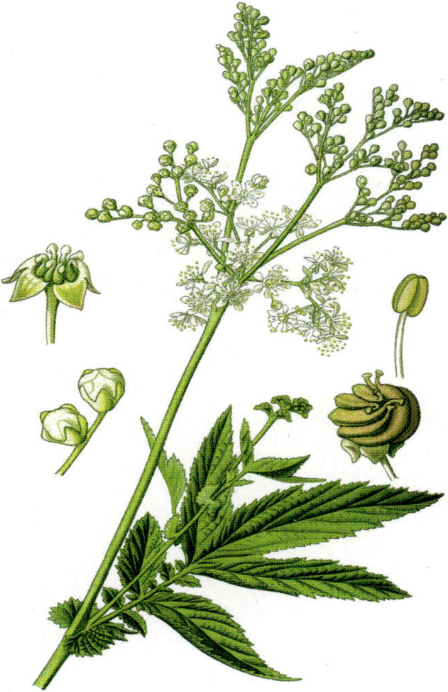

Mädesüß *Filipendula ulmaria*

Familie
Rosengewächse *(Rosaceae)*

Beschreibung
Die ausdauernde Pflanze wird bis zu 150 cm hoch. Die rötlich überlaufenen Stängel verzweigen sich im oberen Teil. Die dunkelgrün gefiederten Laubblätter sind an der Unterseite weiß beflaumt. Beim Zerreiben riechen sie wie Rheumasalbe. Mädesüß blüht von Juni bis August. Die Blüten riechen intensiv nach Honig und Mandeln. Im Oktober sind die Nüsschen ähnlichen Früchte ausgereift.

Verwendete Teile
Blätter, Blüten, Wurzel

Wichtige Inhaltsstoffe
Ätherisches Öl, Gaultherin, Gerbsäure, Heliotropin, Kieselsäure, Salizylsäureverbindungen, Terpene, Vanillin, Wachs, Zitronensäure

Sammelzeit

Blüten: Juni bis August

Wurzeln: Herbst und Frühling

Anwendung

Mädesüß (u. a. auch Geißbart, Spierstaude, Wiesenkönigin genannt) hilft gegen Erkältung und Grippe, ist fiebersenkend und schmerzlindernd. Es wirkt auch gegen Ödeme und Wassersucht. Die harntreibende und entgiftende Wirkung entlastet den Harnapparat und ist gut gegen Stoffwechselbeschwerden. Die Droge wirkt auch blutreinigend, schmerzlindernd und schweißtreibend. Sie bewirkt das Abschwellen der Schleimhäute.

Mädesüß enthält Acetylsalicylsäure. Bei Allergie gegen Aspirin sollte diese Pflanze nicht verwendet werden. Das gilt auch während der Schwangerschaft und bei Blutgerinnungsschwierigkeiten.

Die Pflanze wurde früher den Spiersträuchern zugeordnet. Diesem System folgend wurde der Markenname Aspirin aus „A“ (Acetyl) und „spirin“ gebildet.

Zubereitung

Blütentee: 1 TL Mädesüßblüten werden mit 200 ml siedendem Wasser übergossen und sollen acht Stunden ruhen.

Mädesüssblättertee: Der Tee aus den Blättern wird ähnlich zubereitet wie der aus den Blüten.

Wurzeltee gegen Bauch- und Hautwassersucht wird kalt angesetzt und muss sechs Stunden stehen. Danach wird der Sud kurz aufgekocht, zwei Minuten ziehen lassen, schließlich abseihen.

Von den Tees trinkt man zwei bis drei ungesüßte Tassen am Tag in kleinen Schlucken.

Mädesüsstinktur: Das Kraut und die Blüten werden mit Alkohol übergossen. Die Tinktur soll drei Wochen vor dem Gebrauch an einem sonnigen Ort stehengelassen werden.

Mädesüßtinktur ist schonender als Aspirin.

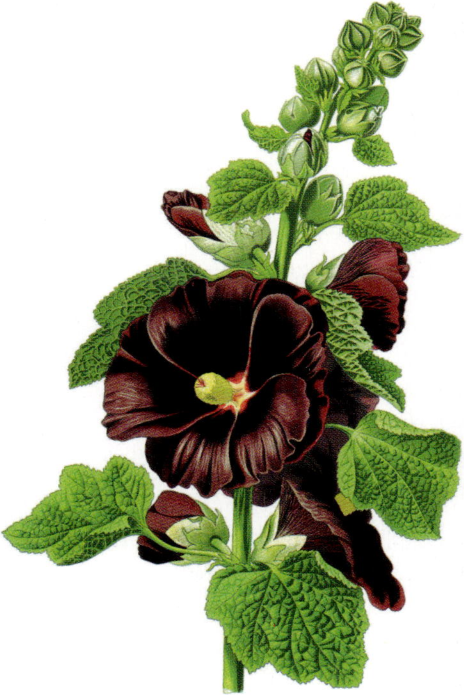

Malve *Malva sylvestris*

Familie

Malvengewächse *(Malvaceae)*

Beschreibung

Malven sind aufsteigende oder aufrechte krautige Pflanzen. Die Laubblätter sind gestielt, die Blattspreiten handförmig gelappt oder tief eingeschnitten. Die Blüten stehen einzeln oder in Büscheln. Die fünf Kronblätter sind violett, auch weiß, rosa oder rot. Der oberständige Fruchtknoten weist neun bis 15 Fächer auf, jedes Fach enthält eine Samenanlage. Die Malve ist eine vorzügliche Naturarznei, die bei vielen Beschwerden lindernd und heilend eingesetzt werden kann.

Verwendete Teile

Blätter, Blüten, Samen und Wurzeln

Wichtige Inhaltsstoffe

Ätherische Öle, Gerbstoffe, Schleimstoffe

Sammelzeit

Blätter: Juni bis August
Blüten: Juni bis August
Samen: August bis September
Wurzel: März bis April und Oktober

Anwendung

Malvensamen galt als ein starkes Aphrodisiakum für Frauen. Früher verwendete man Malve als Schwangerschaftstest: Eine Frau urinierte auf die Pflanze. Wenn die Malve verdorrte, war die Frau nicht schwanger. Laut Bibel soll Moses einem Fieberkranken Malventee zum Trinken gegeben haben. Malventee hilft gegen Erkrankungen der Atmungsorgane, Fieber und bei Entzündungen der Verdauungsorgane. In der Bibel wird erzählt, dass Moses einem Fieberkranken Malventee reicht.

Malve darf nur als Kaltauszug zubereitet werden. Sie kann die Wirkung anderer Medikamente beeinträchtigen; darum sollte stets ein Arzt konsultiert werden.

Zubereitung

Malventee: 2 TL getrocknete Malvenblüten oder Blätter werden mit ¼ l kaltem Wasser angesetzt (Malve darf nicht gekocht werden!). Sie müssen über Nacht stehengelassen werden. Am folgenden Tag wird der Sud abgeseiht. Zum Trinken wird der Malventee langsam erwärmt. Zwei bis drei Tassen täglich helfen gegen Husten. Gesüßt werden kann mit Honig; ungesüßt wirkt der Tee als Magenmittel und gegen Husten.

Malvenöl: 60 g getrocknete Malvenblüten, 0,5 l reines Olivenöl. Blüten mit dem Öl übergießen, 14 Tage an einem warmen Ort verschlossen stehenlassen, gelegentlich schütteln. In einer dunklen Flasche kühl und verschlossen aufbewahren.
Eine Einreibung wirkt belebend für müde Füße.

Äusserlich kann man Malven in Form von Kompressen oder Breiumschlägen einsetzen. Das weicht die betroffenen Stellen auf und beschleunigt die Heilung.

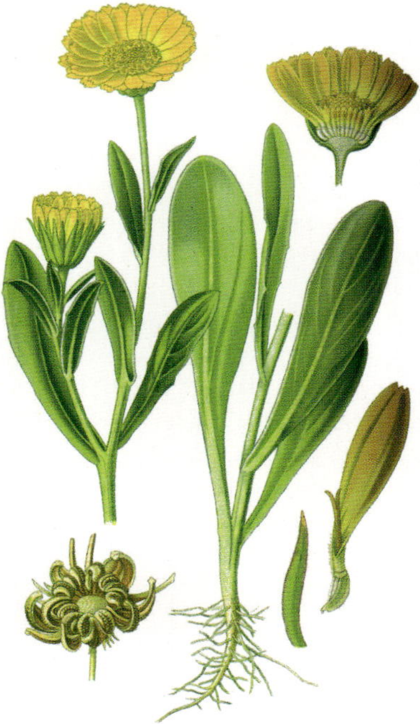

Ringelblume *Calendula officinalis*

Familie

Korbblütler *(Asteraceae)*

Beschreibung

Die einjährige Pflanze hat eine spindelförmige, faserreiche Wurzel. Der kantige, behaarte Stängel wird bis zu 50, selten 70 cm hoch. Die ca. 18 cm langen Blätter sind behaart, ganzrandig, ungestielt, von lanzettlicher Form. Die Blütenkörbe haben einen Durchmesser von bis zu 4 cm. Die Blütezeit reicht von Juni bis Oktober. Aus ihnen entwickeln sich einsamige Schließfrüchte. Sie sind teilweise gekrümmt bis geringelt, daher der Name Ringelblume.

Verwendete Teile

Blüten, Blätter

Wichtige Inhaltsstoffe

Ätherisches Öl, Bitterstoffe, Calendula-Sapogenin, Carotinoide, Flavonoide, Glykoside, Salizylsäure,

Saponine, Stigmasterol, Taraxasterol, Xanthophylle, Violaxanthin

Sammelzeit

Juni bis Oktober

Anwendung

Seit dem 12. Jahrhundert ist die aus Südeuropa stammende Pflanze in heimischen Kloster- und Bauerngärten nachzuweisen. Weil sie häufig auf Gräbern zu finden ist, wo sie mit ihrer lebendigen Wuchskraft einen Gegenpol zum Tod bedeutet, bekam sie auch den Namen Totenblume.

Nach altem Volksglauben wurde sie, mit Essig und Honig vermengt, vor dem Schlafen aufgetragen, um angenehme Träume vom zukünftigen Liebsten zu bekommen. Man musste allerdings dazu noch den heiligen Lukas anrufen.

Man kann die Extrakte der Ringelblume sowohl innerlich als auch äußerlich anwenden. Hauptanwendungsgebiete sind Hautentzündungen, Gallenbeschwerden, Gesichtsrose, auch Kopfschmerzen,

Schlaflosigkeit und Menstruationsbeschwerden. Sie wirkt abschwellend, antibakteriell, entzündungshemmend, krampflösend, pilztötend und schweißtreibend. Salbe von Ringelblumen ist dank ihrer antiseptischen und adstringierenden Eigenschaften auch hilfreich gegen Sonnenbrand, Krampfadern und Akne. Die Ringelblume hilft den weiblichen Zyklus zu regulieren.

Zubereitung

Ringelblumensalbe: Zur Herstellung einer Ringelblumensalbe benötigt man 60 g Bienenwachs, 500 ml Olivenöl und 120 g getrocknete oder 300 g frische Blütenblätter.

Das Bienenwachs wird zusammen mit dem Olivenöl im Wasserbad geschmolzen und gut umgerührt. Danach gibt man die Blütenblätter hinein. Die Masse sollte etwa drei Stunden im warmen Ofen bei circa 50 °C ziehen. Anschließend wird sie durch ein Tuch abgeseiht. Weil die Salbe schnell fest wird, muss sie sofort in dunkle Gläser gefüllt werden.

Die Salbe ist ungefähr drei Monate haltbar.

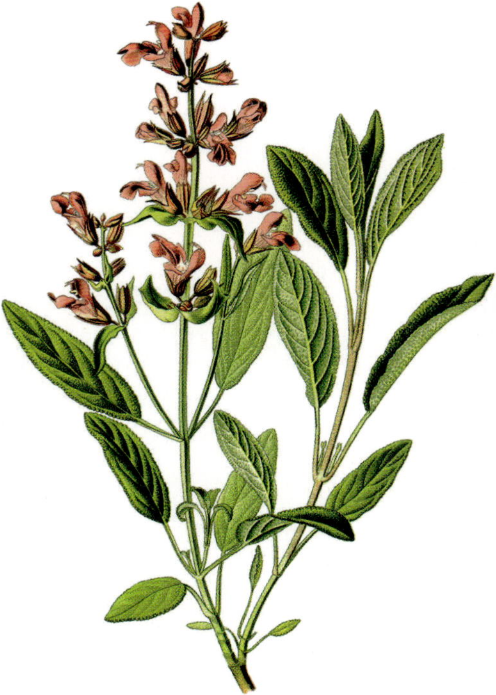

Salbei *Salvia officinalis*

Familie

Lippenblütler *(Lamiaceae)*

Beschreibung

Salbei-Arten sind meist ausdauernde, aromatisch duftende Pflanzen. Oft befinden sich an oberirdischen Pflanzenteilen einfache Haare. Die Blüten stehen in Blütenständen zusammengefasst. Die fünf grünen bis purpurfarbenen Kelchblätter sind trichter- bis glockenförmig verwachsen. Die Blütenkronblätter variieren von Weiß bis Blau, Violett, Pink und Rot.

Verwendete Teile

Blätter

Wichtige Inhaltsstoffe

Asparagin, ätherisches Öl, Betulin, d-Kampfer, Flavonoide, Gerbsäure, Menthol, Oleanolsäure, Salizylsäure, Salviol, Saponine, Vitamine, Zink

Sammelzeit

Mai oder September (vor oder nach der Blüte)

Anwendung

Salbei war schon den Ägyptern als Heilpflanze bekannt. Sie wandten ihn u. a. gegen Unfruchtbarkeit und bei Potenzproblemen an, sogar gegen das Altern. *Eat sage in may and you'll live for aye!* (Iss Salbei im Mai und du wirst leben für immer und ewig!), sagt man noch heute in England. Im Mittelalter kannte man Salbei als Augenmittel.

Hieronymus Bock wusste: *Unter allen Stauden ist kaum ein Gewechs über die Salbey, denn es dienet dem Arztet, Koch, Keller, Armen und Reichen.*

Salbei kann dank seiner zusammenziehenden und desinfizierenden Wirkung durchaus als ein Allheilmittel bezeichnet werden, da er gegen eine Vielzahl von Erkrankungen hilft. Bei Halsschmerzen und Halsentzündungen aller Art ist Salbei nahezu unerlässlich. Außerdem hat die Droge eine stark schweißhemmende Wirkung. Weitere Anwendungsbereiche sind Appetitlosigkeit, Beschwerden in den Wechseljahren, Diabetes, Gicht, Keuchhusten und Raucherhusten.

Zubereitung

Salbeitee gegen Halsschmerzen: 2 TL getrocknete oder frische Blätter mit heißem Wasser übergießen, nach zehn Minuten durch ein Sieb filtern. Man trinkt täglich zwei bis drei Tassen davon.

Gegen Schweißfüße: 2 EL getrocknete Blätter mit ¼ l Wasser überbrühen. Zehn Minuten ziehen lassen, durch ein Sieb gießen, abkühlen. Nach dem Duschen oder Baden werden die Füße und die Achselhöhlen mit Salbeisud abgewaschen.

Salbeibonbons: Man benötigt 10 g frische bzw. 5 g getrocknete, feingeschnittene Salbeiblätter und 100 g Zucker. Der Zucker wird in einem kleinen Topf erhitzt und geschmolzen. Die Kräuter werden in den karamellisierten Zucker gegeben und gut verrührt. Danach tropft man die Zucker-Kräuter-Masse in Bonbongröße auf Backpapier. Die noch warmen Bonbons werden vom Backpapier genommen und zwischen den Händen zu einer Kugel geformt.

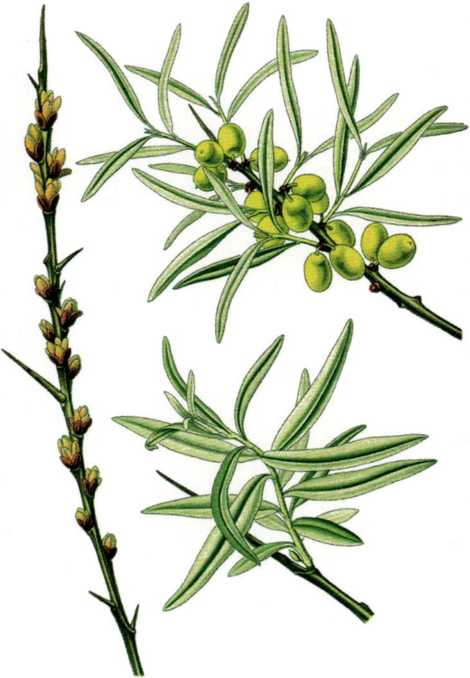

Sanddorn *Hippophae rhamnoides*

Familie

Ölweidengewächse *(Elaeagnaceae)*

Beschreibung

Sanddorn ist ein sommergrüner Strauch bis zu 6 m Höhe. Die Wurzeln reichen in 1,5 bis 3 m Tiefe und bis zu 12 m nach allen Seiten. Sie sorgen z. B. an Küstengebieten für eine feste Verankerung des Bodens. Die Zweige bilden verdornte Kurztriebe aus. Sanddorn ist zweihäusig. Er blüht vor dem Laubaustrieb, in Mitteleuropa im April oder Mai. Ab August bis Anfang Dezember bringt die Pflanze 6 bis 8 mm lange, ovale, orangerote bis gelbe Früchte hervor.

Verwendete Teile

Beeren, Samen

Wichtige Inhaltsstoffe

Beta-Carotin, Beta-Sitosterol, Flavone, Gerbsäure, Gerbstoffe, Öl, Vitamin B12, C und E

Sammelzeit

August bis Dezember

Anwendung

Ende der 1960er Jahre wurde Sanddorn in der DDR systematisch angebaut. Der hohe Vitaminanteil galt als wertvoller Beitrag zur Volksgesundheit. Es wurden effektive Erntemethoden und mittels Züchtung und Mutation neue Sorten entwickelt.

Dank seines hohen Vitamingehalts hilft Sanddorn bei allgemeiner Schwäche. Haupteinsatzgebiet sind Vitaminmangel und allgemeine Schwäche beispielsweise in der Rekonvaleszenz. Er wird vorbeugend gegen Erkältungskrankheiten angewendet, aber auch bei Gicht, Herzschwäche, Akne, leichten Verbrennungen, Appetitlosigkeit, Durchfall und Darmentzündungen.

Der Vitamin-C-Gehalt des Sanddorns ist deutlich höher als in Zitrusfrüchten. Nur Hagebutten verfügen über einen noch höheren Vitamin-C-Gehalt als Sanddorn.

Zubereitung

Tee: Aus den Sanddornfrüchten kann man einen Tee zubereiten. Früchte sammeln, trocknen, mit siedendem Wasser übergießen. Der Tee wird auch als Fertigprodukt angeboten.

Wegen des hohen Vitamin-B12-Anteils wird Sanddorntee vor allem Veganern empfohlen, da dieses Vitamin B12 sonst nur in Fleischprodukten vorkommt.

Sanddorntee ist vor allem in Indien beliebt und gilt als festlicher Genusstee.

Gelee: Zur Herstellung von Sanddorngelee benötigt man 1 l Sanddornsaft, 1 l Apfelsaft und 2 kg Gelierzucker. Alle Zutaten müssen etwa sieben Minuten kochen. Dann wird das Gelee in Gläser gefüllt und kühlgestellt.

Äusserlich: Das Öl aus den Sanddornsamen und aus dem ölhaltigen Fruchtfleisch ist sehr wertvoll. Man kann daraus Hautcremes herstellen, die die Haut jung halten. Außerdem hilft es bei der Heilung von Verbrennungen und bei Geschwüren als Folge von Wundliegen.

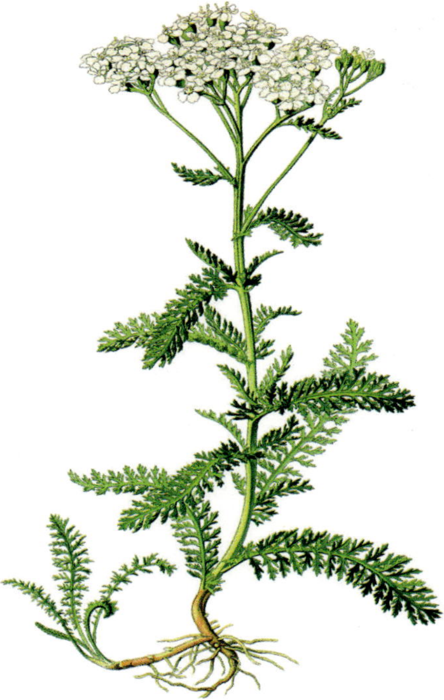

Schafgarbe *Achillea millefolium*

Familie
Korbblütler *(Asteraceae)*

Beschreibung
Schafgarbe ist eine ausdauernde Pflanze mit einer Wuchshöhe bis zu 80 cm. Die aromatisch duftende Pflanze treibt im Frühling eine Blattrosette aus, danach wächst ein markhaltiger Stängel, an dem sich die Blüten bilden. Der scheindoldige Blütenstand besteht aus vielen kleinen körbchenförmigen Teilblütenständen. Die Blütenfarbe der meisten Arten ist weiß bis schwach-gelblich; es kommen aber auch rosa Färbungen vor.

Verwendete Teile
Das blühende Kraut, Blüten

Wichtige Inhaltsstoffe
Antibiotische Substanzen, ätherisches Öl, Azulen, Bitterstoffe, Eukalyptol, Flavone, Gerbstoffe

Sammelzeit

Hochsommer

Anwendung

Nach der Legende ist die Schafgarbe erstmals von Achilles verwendet worden, der damit die Wunde eines Soldaten geheilt hat. Nach altem Volksglauben beschützt sie den Träger, der sie mit sich führt. In der Hand gehalten soll sie Mut machen. Ein Bündel über das Bett gehängt oder als Tischschmuck für eine Hochzeit verwendet, macht die Liebe sieben Jahre haltbar.

Schafgarbe kann man als Tee oder Tinktur zubereiten. Äußerlich kann sie ähnlich wie die Kamille verwendet werden. Hauptanwendungsbereiche sind Frauenkrankheiten und Beschwerden in den Wechseljahren. Die Wirkung ist blutreinigend, blutstillend, krampflösend und gefäßtonisierend. Anwendungsgebiete sind außerdem: Afterjucken, Blähungen, Bluthochdruck, Diabetes, Gesichts- und Gürtelrose, Krampfadern, Rheuma, Schaufensterkrankheit, Sonnenbrand und Verdauungsbeschwerden.

ZUBEREITUNG

FRAUENTEE: Die Mischung besteht zu gleichen Teilen aus Frauenmantel, Schafgarbe, Melisse, Ehrenpreis, Taubnesselblüten, Brennnesselsamen, Angelikawurzel. 1 EL Teemischung pro Tasse überbrühen, 10 bis 15 Minuten ziehen lassen, filtern. Empfohlen wird, täglich drei Tassen Tee zu trinken.

MENSTRUATIONSFÖRDERNDER TEE: Es werden zu gleichen Teilen folgende Kräuter gemischt: Hirtentäschel, Beifuß, Schafgarben und Weinraute, sowie Ringelblumenblüten, Fenchelsamen und Thymian. Pro Tasse nimmt man 1 TL, überbrüht die Mischung und lässt sie zehn bis 15 Minuten ziehen, danach wird der Tee gefiltert. Gesüßt wird bei Bedarf mit Honig. Man trinkt täglich drei Tassen davon.

ÄTHERISCHES ÖL der Schafgarbe ist sehr wertvoll. Verdünnt setzt man es ein für Massagen, Kompressen, Sitzbäder, Fußbäder und wegen des angenehmen Geruchs in der Duftlampe. Verdünnt auf Stirn und Nacken gerieben, hilft es z. B. gegen Kopfschmerzen, aber auch gegen viele andere Beschwerden.

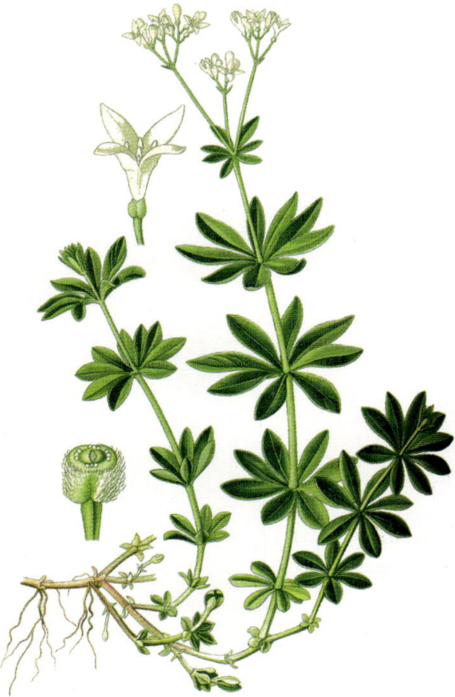

Waldmeister *Galium odoratum*

Familie

Rötegewächse *(Rubiaceae)*

Beschreibung

Der überwinternd grüne Waldmeister ist eine ausdauernde, krautige Pflanze von 5 bis 50 cm Höhe. Er bildet unterirdisch kriechende Rhizome als Überdauerungsorgane aus und blüht von April bis Mai oder Juni. Die trockene Spaltfrucht zerfällt in zwei einsamige Teilfrüchte, die mit hakigen Borsten besetzt sind. Damit heften sie sich an Fell und Gefieder von Tieren und können auf diese Weise weit ausgebreitet werden. Die Früchte reifen zwischen Juni und September.

Verwendete Teile

Das blühende Kraut

Wichtige Inhaltsstoffe

Asperulosid, Bitterstoffe, Cumarin, Gerbstoffe

Sammelzeit

Mai bis Juni

Anwendung

Früher wurde Waldmeister gegen dämonische Kräfte eingesetzt. Nach altem germanischen Glauben legte man schwangeren Frauen Waldmeister ins Bett, denn Freya, der das Kraut gewidmet war, galt auch als Beschützerin der Liebe, der Ehe und der Geburt.

Viele Menschen kennen Waldmeister nur durch die nach ihm benannten Bowle, aber er findet auch in der Volksmedizin reichlich Anwendung. Das Cumarin macht in geringer Dosierung beschwingt. Es hilft gegen Kopfschmerzen und Migräne. In höherer Dosierung führt es zu Kopfschmerzen. Vor allem wird aus Waldmeister ein Tee bereitet, der auch bei Verdauungsbeschwerden, Blasensteinen und Herzschwäche gereicht wird. Er vermindert die Blutgerinnung, wirkt gefäßstärkend und bei Venenschwäche. Er ist zu empfehlen bei Ödemen, Menstruationsbeschwerden, Furunkeln, Ekzemen und schlecht heilenden Wunden.

Zubereitung

Waldmeistertee: Ein gehäufter TL getrocknetes Waldmeisterkraut wird mit ¼ l siedendem Wasser übergossen, fünf Minuten zugedeckt ziehen lassen, abseihen. Waldmeistertee wirkt ungesüßt am besten. Als Schlaftee kann ihm etwas Honig beigegeben werden. Man trinkt täglich 2 bis 3 Tassen.

Duftkissen: Da Waldmeister einen sehr angenehmen und beruhigenden Duft ausströmt, eignet er sich im Zusammenwirken mit verschiedenen anderen Kräutern vorzüglich für die Herstellung eines Duftkissens. Als Zusätze empfiehlt es sich, Steinklee, Salbei, Lavendel und weitere getrockneten Duftkräuter zu verwenden

Neben der schlaffördernden Wirkung kann man das Kissen auch in den Kleiderschrank legen, um Motten fernzuhalten.

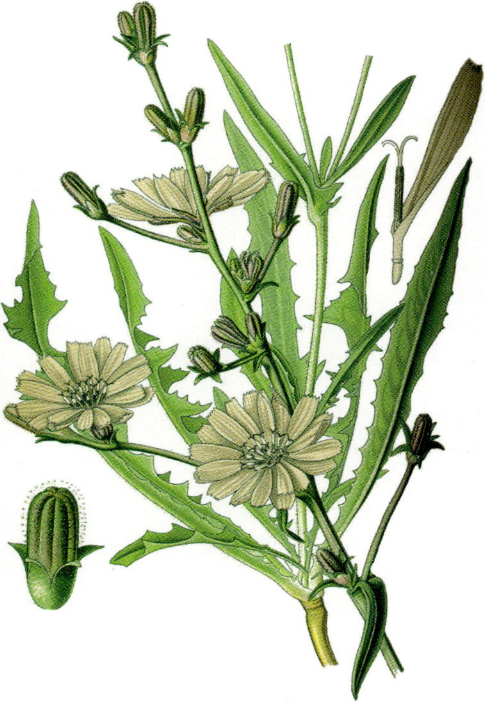

Wegwarte *Cichorium intybus*

FAMILIE

Korbblütler *(Asteraceae)*

BESCHREIBUNG

Die Gemeine Wegwarte ist eine ausdauernde Pflanze bis zu 140 cm Höhe mit einer tiefreichenden Pfahlwurzel. Die Blütenköpfchen bestehen aus Zungenblüten. Blütezeit ist von Juni bis Oktober. Die Blütenstände sind nur vormittags und jeweils nur für einen Tag geöffnet.

VERWENDETE TEILE

Wurzel, Blätter, Blüten

WICHTIGE INHALTSSTOFFE

Ätherisches Öl, Inulin, Bitterstoffe, Cichoriin, Gerbsäure, Intybin, Kalisalze, Lacoulin, Zucker

SAMMELZEIT

Wurzel: März bis April, Oktober, November

Kraut: Juni bis September
Blüten: Juli bis September

Anwendung

Die Beobachtung, dass sich die Blüte der Wegwarte zur Sonne hin ausrichtet, hat zu zahlreichen Sagen und Geschichten angeregt. Die Pflanze galt als Sinnbild der treuen Liebe verzauberter Jungfrauen, die so lange vergeblich auf ihren Liebsten warteten, bis sie schließlich zu einer Wegwarte wurden.

Die Wurzel hilft gegen Verdauungsbeschwerden, die Blätter sind gut bei Hautprobleme. Die Heilpflanze wirkt blutreinigend und aufmunternd. Man kann sie für Tee, Tinktur, Umschläge oder Bäder anwenden. Die wichtigsten Anwendungsgebiete von Wegwarte sind Gallensteine, Verdauungsschwäche, Leberschwäche, Hämorrhoiden und Krampfadern.

Dank des hohen Inulingehalts ist die Wurzel als Nahrungsergänzung für Diabetiker geeignet. Aus der Wurzel wird der verdauungsfördernde Zichorienkaffee zubereitet.

Als den Wienern durch die Kontinentalsperre Napoleons der Kaffee knapp wurde, ließ der französische Kaiser einen solchen Zichorienkaffee in den Kaffeehäusern ausschenken, was ihm hoch angerechnet wurde. Die Wiener sagten: „Müh' gibt sich der Näppel!"

Zubereitung

Zichorienkaffee: Die Wurzeln werden in kleine Stücke geschnitten, getrocknet, anschließend ohne Fett geröstet und gemahlen. Das Pulver wird wie Bohnenkaffee aufgebrüht, an den es geschmacklich erinnert.

Wegwartetee: 20 g Wegwarteblätter und -blüten werden mit 180 ml siedendem Wasser übergossen. Nach fünf Minuten kann der Tee getrunken werden.

Zur Geschmacksverbesserung empfiehlt es sich, ein paar Minzeblätter hinzuzufügen. Zwei bis drei Tassen pro Tag sind ausreichend für eine nachhaltige Wirkung des Tees.

Afterjucken 54, 82
Akne 71, 78, 92
Alkoholismus 18
antibakteriell 42, 46, 50, 71
Aphrodisiakum 66
Appetitlosigkeit 18, 74, 78
Asthma 10, 50, 54, 92
Augenentzündung 27
auswurffördernd 54
bakterientötend 42
beruhigend 10, 42, 50
Blähungen 10, 50, 82, 92
Blasenentzündung 34, 42, 50, 58
Blasensteine 86
Blutarmut 18
Blutgerinnung 86
Bluthochdruck 82
blutreinigend 34, 35, 50, 58, 62, 82, 90, 92
blutstillend 46, 82
Blutungen 26
Bronchitis 47
Darmentzündung 78
Darmparasiten 18
desinfizierend 74
Diabetes 74, 82, 90, 92
Durchfall 22, 78
Ekzeme 34, 58, 86
entzündungshemmend 46, 50, 71
Erkältung 14, 15, 38, 39, 62, 78, 92
Feigwarzen 34
Fieber 18, 38, 66
Frauenleiden 82
Furunkel 86
Galle 10, 70
Gallensteine 90
Geburt 26, 50, 86, 92
gefäßtonisierend 82
Gelbsucht 10
Geschwüre 26, 47, 79
Gesichts- und Gürtelrose 50, 70, 82
Gicht 18, 34, 58, 75, 78, 92
Granatsplitterschock 10
Grippe 50, 62, 92
Halsentzündung 50, 74
Halsschmerzen 74, 75
Hämorrhoiden 55, 90
harntreibend 62
Hautentzündungen 34, 70
Hautleiden 35, 46, 58, 90
Hautwassersucht 63
Herzschwäche 22, 78, 86
Hexenschuss 14, 50, 55, 92
Hühnerauge 58

Husten 10, 46, 47, 54, 67
Hypochondrie 18
Immunsystem 38
Ischias 14, 92
Keuchhusten 75
Kopfschmerzen 10, 26, 50, 58, 70, 83, 86, 92
Krampfadern 71, 82, 90
krampflösend 10, 71, 82
Leberschwäche 90
Lunge 66
Magen-Darm-Trakt 51, 55, 58, 66
Malaria 18, 30
Menstruationsbeschwerden 10, 26, 58, 70, 71, 86, 92
Migräne 86
Milchbildung 26
Milchstau 59
Müdigkeit 18
Mundgeruch 34
Nieren 58
Nierensteine 26, 34
Ödeme 34, 62, 86
Ohrenschmerzen 47
Pickel 58
pilztötend 71
Raucherhusten 75
Rauschmittel 30
Rheuma 30, 34, 58, 82, 93
Schaufensterkrankheit 82
Schlaflosigkeit 50, 70
Schlafstörungen 11, 39
schleimlösend 46
schmerzlindernd 62, 93
Schmerztherapie 31
Schweißfüße 75
schweißhemmend 74
schweißtreibend 62, 71, 93
Sonnenbrand 71, 82
Stoffwechselbeschwerden 52
Untergewicht 18
Unterschenkelgeschwüre 55
Venenschwäche 86
Verbrennungen 78, 79
Verdauungsbeschwerden 42, 82, 86, 90, 93
verdauungsfördernd 50, 90
Verspannungen 11
Vitaminmangel 78, 93
Warzen 58
Wassersucht 38, 62
Wechseljahre 42, 75, 82
Wunden 22, 26, 47, 54, 66, 86, 93
Wundliegen 79
Zahnschmerzen 34

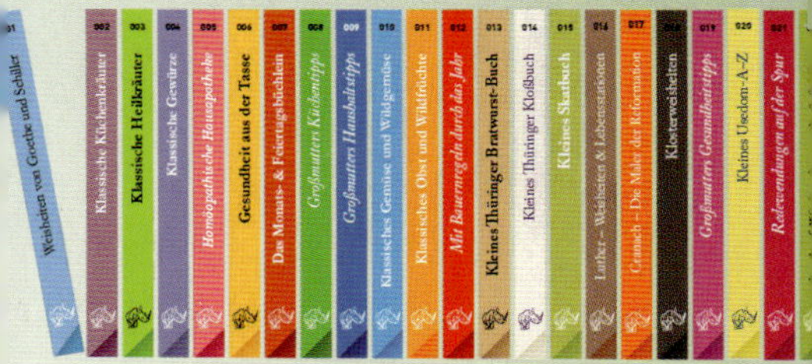

Die Rhino-Westentaschen-Bibliothe

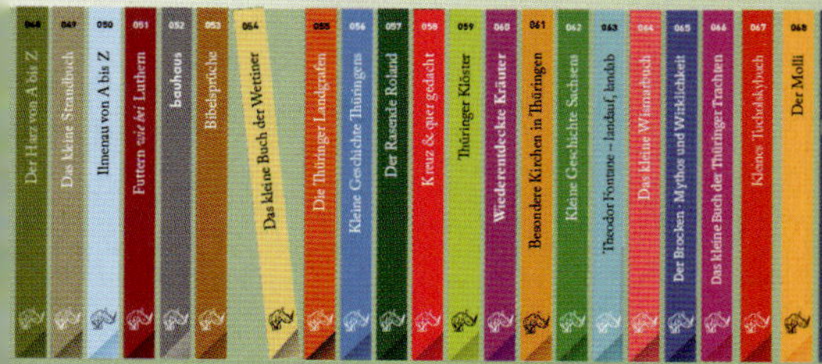

Unser komplettes Programm finden Sie im Internet unter: www.vggh.de

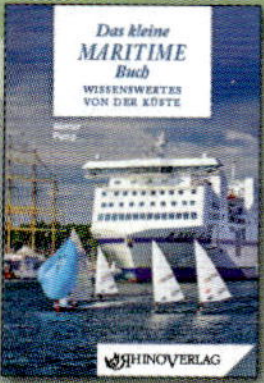

Neuerscheinungen Frühjahr 2025

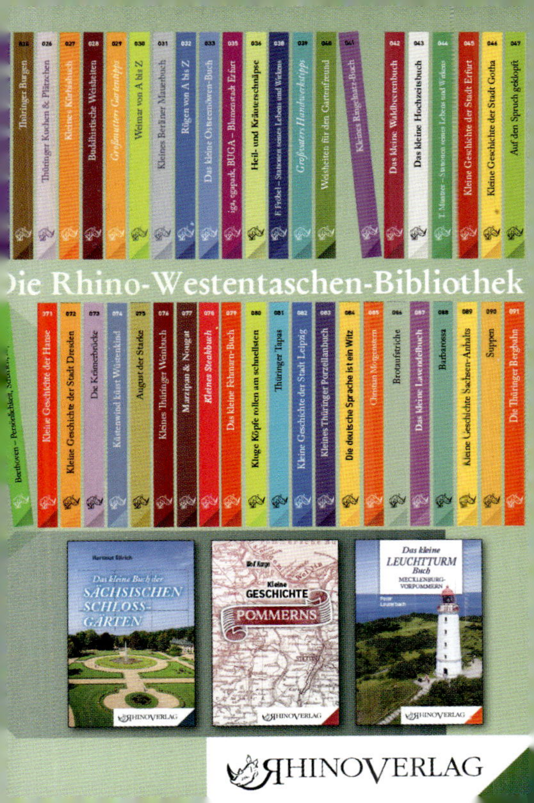
025 Thüringer Burgen
026 Thüringer Kuchen & Plätzchen
027 Kleines Kürbisbuch
028 Buddhistische Weisheiten
029 Großmutters Gartentipps
030 Weimar von A bis Z
031 Kleines Berliner Mauerbuch
032 Rügen von A bis Z
033 Das kleine Ostseemöwen-Buch
035 iga, egapark, BUGA – Blumenstadt Erfurt
036 Heil- und Kräuterschnäpse
038 F. Fröbel – Stationen seines Lebens und Wirkens
039 Großvaters Handwerkstipps
040 Weisheiten für den Gartenfreund
041 Kleines Ringelnatz-Buch
042 Das kleine Waldbeerenbuch
043 Das kleine Hochzeitsbuch
044 T. Müntzer – Stationen seines Lebens und Wirkens
045 Kleine Geschichte der Stadt Erfurt
046 Kleine Geschichte der Stadt Gotha
047 Auf den Spruch geklopft
Die Rhino-Westentaschen-Bibliothek
Beethoven – Persönlichkeit,
071 Kleine Geschichte der Hanse
072 Kleine Geschichte der Stadt Dresden
073 Die Krämerbrücke
074 Küstenwind küsst Wüstenkind
075 August der Starke
076 Kleines Thüringer Weinbuch
077 Marzipan & Nougat
078 Kleines Steakbuch
079 Das kleine Fehmarn-Buch
080 Kluge Köpfe rollen am schnellsten
081 Thüringer Tapas
082 Kleine Geschichte der Stadt Leipzig
083 Kleines Thüringer Porzellanbuch
084 Die deutsche Sprache ist ein Witz
085 Christian Morgenstern
086 Brotaufstriche
087 Das kleine Lavendelbuch
088 Barbarossa
089 Kleine Geschichte Sachsen-Anhalts
090 Suppen
091 Die Thüringer Bergbahn
Hartmut Ellrich
Das kleine Buch der Sächsischen Schloss-Gärten
RHINOVERLAG
Wolf Karge
Kleine Geschichte Pommerns
RHINOVERLAG
Das kleine Leuchtturm Buch
Mecklenburg-Vorpommern
Peter Lauterbach
RHINOVERLAG
RHINOVERLAG